GARGOURI Marwa
GARGOURI Héla

Avaliação dos conhecimentos de enfermagem sobre a tuberculose

GARGOURI Marwa
GARGOURI Héla

Avaliação dos conhecimentos de enfermagem sobre a tuberculose

Conhecimentos de enfermagem sobre a tuberculose: epidemiologia, modos de transmissão, tratamento e prevenção

ScienciaScripts

Imprint
Any brand names and product names mentioned in this book are subject to trademark, brand or patent protection and are trademarks or registered trademarks of their respective holders. The use of brand names, product names, common names, trade names, product descriptions etc. even without a particular marking in this work is in no way to be construed to mean that such names may be regarded as unrestricted in respect of trademark and brand protection legislation and could thus be used by anyone.

Cover image: www.ingimage.com

This book is a translation from the original published under ISBN 978-620-6-71526-9.

Publisher:
Sciencia Scripts
is a trademark of
Dodo Books Indian Ocean Ltd. and OmniScriptum S.R.L publishing group

120 High Road, East Finchley, London, N2 9ED, United Kingdom
Str. Armeneasca 28/1, office 1, Chisinau MD-2012, Republic of Moldova, Europe
Printed at: see last page
ISBN: 978-620-7-78931-3

ÍNDICE DE CONTEÚDOS

INTRODUÇÃO

É óbvio que o ser humano está sempre a tentar alcançar um estado de saúde equilibrado. No entanto, os factores e elementos que podem perturbar este equilíbrio são enormes e podem ser encontrados em todo o lado, mesmo no ar que respiramos. Este último é um meio de transmissão de muitas doenças, como a tuberculose. A história da tuberculose traça a evolução dos conhecimentos sobre esta patologia, cuja existência parece tão antiga como a do género humano, mas cuja unidade etiológica só foi estabelecida no século XIX[1]. Esta doença infecciosa resulta da contaminação por uma bactéria denominada bacilo de Koch, descoberta na Alemanha por Robert Koch em 1882. Na altura, as taxas de morbilidade e mortalidade eram muito elevadas e o tratamento só se tornou disponível com a invenção dos antibióticos e da vacina BCG, no início do século XX. Apesar dos avanços da medicina, a tuberculose continua a ser um problema de saúde pública em muitos países do mundo. Na Tunísia, verificou-se uma ligeira redução do número de casos registados anualmente por 100.000 habitantes. Estes resultados podem ser explicados pelo desenvolvimento do programa nacional de controlo da tuberculose. No entanto, continuam a existir problemas de equipamento e de instalações que dificultam o tratamento adequado dos doentes com tuberculose, daí a necessidade de reavaliar este tratamento, a fim de identificar os factores que estão na origem destes problemas. Em tudo isto, o papel do enfermeiro é fundamental, pois é o profissional de saúde mais responsável pelo rastreio, encaminhamento e tratamento dos doentes. Por conseguinte, é importante que os conhecimentos de enfermagem sejam suficientemente adaptáveis e compatíveis com estas tarefas. O objetivo do nosso projeto é avaliar os conhecimentos teóricos e práticos dos enfermeiros sobre a tuberculose, a fim de identificar as lacunas e os desconhecimentos e descrever as dificuldades encontradas durante o tratamento.

MATERIAIS E MÉTODOS

I. Tipo de estudo :

Trata-se de um estudo descritivo, transversal, efectuado junto dos profissionais de saúde do Hospital Universitário de Gabès, com o objetivo de avaliar os conhecimentos dos enfermeiros sobre a tuberculose.

II. Ambiente e período de estudo :

O inquérito foi realizado no Hospital Universitário de Gabès durante um período de três meses, de fevereiro a abril de 2023.

Os serviços incluídos no nosso estudo foram os seguintes:

- Departamento de Doenças Infecciosas
- Serviço de Pneumologia
- Serviço de urgência

III. A população-alvo :

O nosso estudo visa todo o pessoal de enfermagem que trabalha nos serviços acima referidos.

1. Critérios de inclusão :

- Pessoal dos serviços de pneumologia, de doenças infecciosas e de urgência.
- Enfermeiros que aceitaram participar no nosso inquérito e que estavam presentes no momento do estudo
- Enfermeiros de todas as idades e de ambos os sexos
- Enfermeiros que trabalham de manhã, à tarde e à noite

2. Critérios de não-inclusão :

- Pessoal que se recusou a participar no nosso inquérito
- Enfermeiros em licença durante o período de recolha de dados
- Pessoal que trabalha noutros serviços

IV. O instrumento de recolha de dados :

Os dados foram recolhidos através de um questionário (Anexo 1) redigido em francês, anónimo e composto por 36 perguntas divididas em duas partes:

• Parte 1: Características sócio-demográficas e profissionais: sexo, idade, antiguidade no serviço, serviço em que trabalha.
• Parte 2: Estudo do conhecimento: definição de tuberculose, formação, epidemiologia, tipos, sinais clínicos, etiopatogénese, etc.
➢ **A primeira dimensão: o conhecimento teórico :**

As perguntas abrangem todas as informações gerais sobre a tuberculose (definição, epidemiologia, localização, sinais clínicos e medidas preventivas, etc.).

☐ Uma resposta correcta: 1 ponto

☐ Uma resposta parcialmente correcta: recebe 0,5 pontos

☐ Uma resposta errada: recebe 0 pontos

A pontuação é obtida através da soma das notas atribuídas a cada pergunta. Varia entre 0 e 28 pontos. Uma pontuação elevada indica um bom nível de conhecimentos teóricos.

☐ Uma pontuação entre 0 e 9 pontos é considerada baixa

☐ Uma pontuação entre 10 e 19 pontos é considerada: média

☑Uma pontuação entre 20 e 28 pontos é considerada elevada
➢ **A segunda dimensão: o conhecimento prático :**

As questões desta secção referiam-se às práticas dos enfermeiros face à tuberculose, abrangendo o cumprimento das precauções universais, os cuidados de emergência e a hospitalização.

A pontuação varia entre 0 e 6 pontos, e foram definidas duas categorias:
☐ Práticas incorrectas: pontuação de 0 a 3,5 pontos

☑Boas práticas: uma pontuação de 4 a 6 pontos

V. Realização do estudo :

O nosso inquérito foi realizado entre 01/02/2023 e 19/04/2023 nos três serviços acima mencionados do Hospital Universitário de Gabès. Cada empregado gastou uma média de 20 minutos a responder às várias partes do questionário.

VI. Considerações éticas :

As considerações éticas foram respeitadas durante todo o processo de recolha e análise de dados:

• O questionário é estritamente anónimo, a fim de garantir a máxima objetividade nas respostas, e a natureza confidencial dos dados é respeitada de acordo com as normas do estudo.
• A autorização do chefe de departamento foi concedida antes da recolha de dados.
• O objetivo do estudo é claramente explicado aos participantes no estudo antes da recolha de dados.

VII. Análise dos dados :

Uma vez recolhidos os dados, os resultados do questionário foram processados utilizando os programas Excel e Word 2007.

VIII. Dificuldades encontradas :

- Alguns funcionários recusaram-se a responder ao questionário, enquanto outros foram descuidados nas suas respostas.

- Algumas pessoas mostraram-se relutantes em responder ao nosso questionário dentro do prazo.

ANÁLISE DOS RESULTADOS

A. Características sócio-demográficas e profissionais :

Durante o nosso período de estudo, foram incluídos 60 profissionais de saúde.

1. Género:

A nossa população era constituída por 39 mulheres (65%) e 21 homens (35%), com uma relação de género (M/F) de 0,53 (Figura 1).

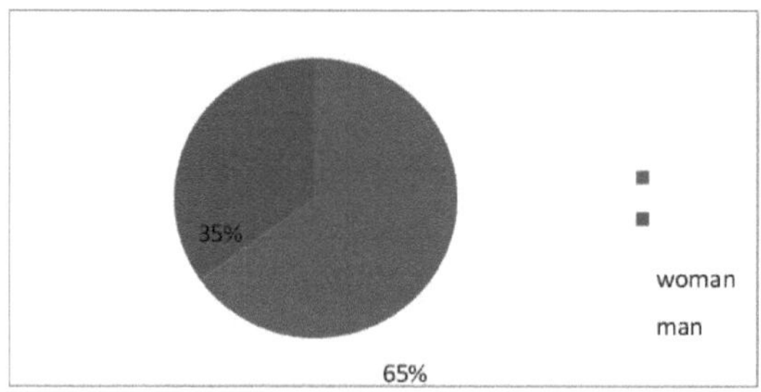

Figura 1: repartição dos enfermeiros por género

2. Idade :

No nosso inquérito, verificámos que a categoria etária dominante é inferior a 30 anos (42%) (Figura 2).

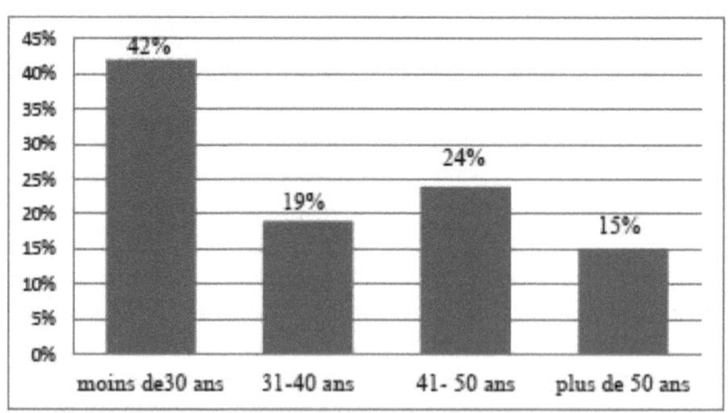

Figura 2: Repartição dos enfermeiros por idade

3. Tempo de serviço :

➤ A maioria do pessoal inquirido tem menos de 5 anos de experiência profissional (37%) (Figura 3).

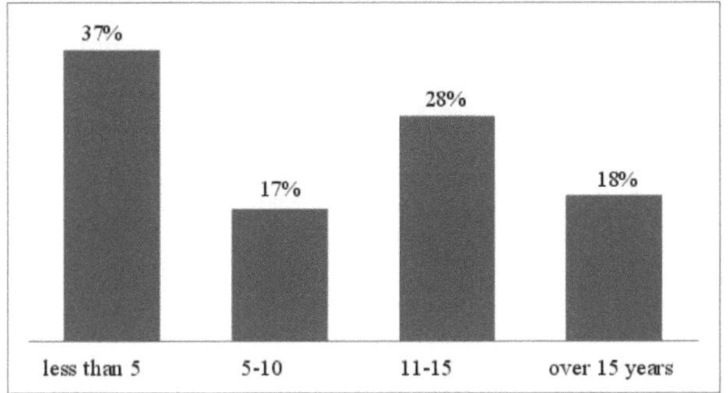

Figura 3: Repartição dos enfermeiros por tempo de serviço nos serviços

4. Serviços de trabalho :

Verificámos que o número de funcionários inquiridos era quase idêntico nos três serviços, com uma ligeira predominância no serviço de urgência (43%) (Quadro 1).

Quadro 1: Repartição dos enfermeiros por departamento

Serviços de emprego	Força de trabalho	Percentagem (%)
Emergências		
	26	43
Pneumologia		
	18	30
Doenças infecciosas		
	16	27

5. O período de trabalho :

A maioria dos enfermeiros trabalha no período da manhã, das 7h às 13h, com uma percentagem de 43% (Figura 4).

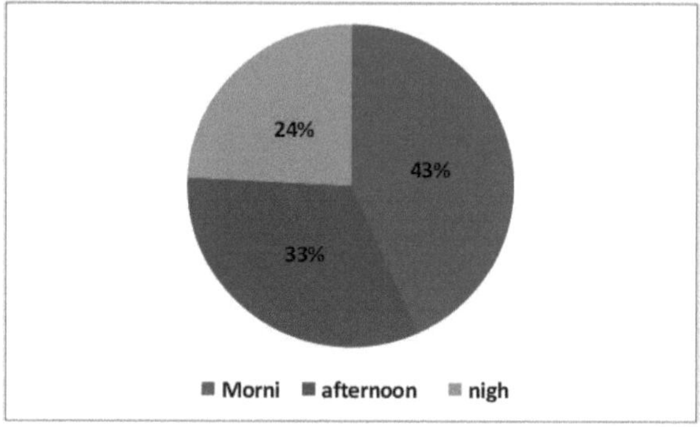

Figura 4: Repartição dos enfermeiros por período de trabalho.

B. Estudo dos conhecimentos gerais sobre a tuberculose :
I. A definição de tuberculose :
1. Ter uma ideia sobre a tuberculose:

➢ O número de enfermeiros que não tinham qualquer conhecimento sobre a tuberculose foi de 3, com uma percentagem de 5% (Figura 5).

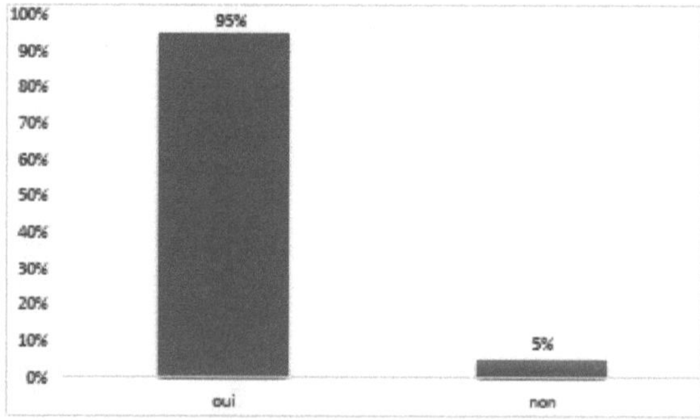

Figura 5: Distribuição dos enfermeiros de acordo com o seu conhecimento do termo tuberculose

2. A definição de tuberculose :

Propusemos 3 definições para esta doença:

• A primeira é uma infeção crónica progressiva com uma fase latente e possivelmente uma fase ativa.

• A segunda é uma doença infecciosa causada por uma micobactéria, a Mycobacterium tuberculosis, que afecta mais frequentemente os pulmões, mas também pode afetar outros órgãos.

• A terceira é uma doença contagiosa causada pelo bacilo de Koch e por certas causas externas (má nutrição, falta de luz solar, etc.).

Verificámos que a maioria escolheu a segunda definição (Quadro 2).

Tabela 2: Distribuição dos enfermeiros por definição de tuberculose

A definição	Força de trabalho	Percentagem (%)
É uma infeção crónica progressiva incluindo uma fase de latência e, eventualmente, uma fase ativa	8	11
Trata-se de uma doença infecciosa causada por uma micobactéria, a Mycobacterium tubeculosis, que afecta mais frequentemente os pulmões.	33	47
Doença contagiosa causada pelo bacilo de Koch e por certas causas externas (subnutrição, falta de alimentos, etc.).de sol)	29	42

II. Participação numa ação de formação sobre a tuberculose :

O pessoal que participou em acções de formação sobre a tuberculose foi de 32%.

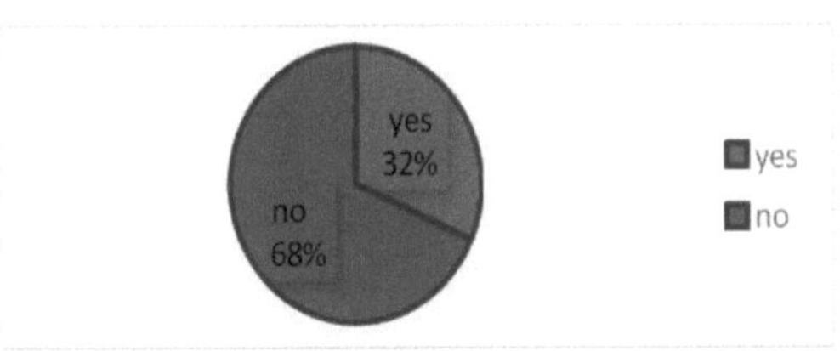

Figura 6: Distribuição dos enfermeiros segundo a participação em acções de formação sobre tuberculose

III. A epidemiologia da tuberculose :

1. O número de casos notificados em 2021 na Tunísia :

De acordo com os nossos resultados, a maioria dos enfermeiros escolheu a resposta "36 novos casos de tuberculose por 100.000 habitantes" (35%) (Figura 7).

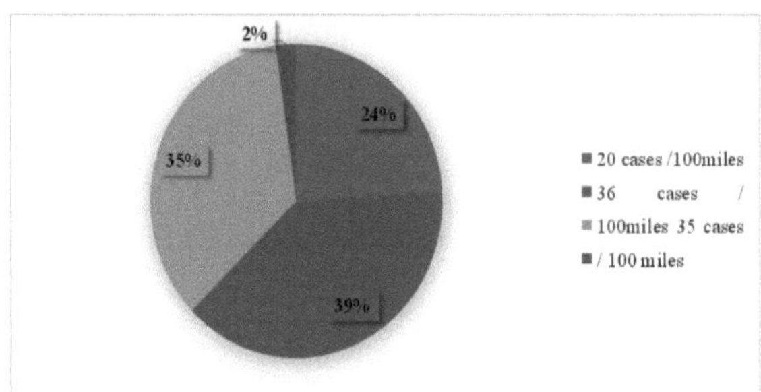

Figura 7: Distribuição dos enfermeiros de acordo com os novos casos notificados de tuberculose em 2021.

2. A incidência da tuberculose na região de Gabès :

Metade da nossa amostra afirmou que a incidência da tuberculose na região de Gabès está próxima da média nacional (57%) (Quadro 3).

Quadro 3: Incidência da tuberculose na região de Gabès

O impacto é :	A força de trabalho	A percentagem (%)
Significativamente inferior à média nacional	12	20
Próximo da média nacional	34	57
Acima da média nacional	14	23

IV. Os diferentes tipos de tuberculose :

1. Os locais mais comuns de tuberculose:

De acordo com os nossos resultados, os tipos de pulmão e de gânglio linfático representam as localizações dominantes, com percentagens de 29% e 28%, respetivamente (Figura 10).

Tabela 4: Distribuição dos enfermeiros de acordo com os locais mais comuns de tuberculose encontrados

Tipos de tuberculose	A força de trabalho	A percentagem (%)
Pulmonar	43	29
Gânglio	41	28
Peritoneal	28	19
Osso	17	11
Neuromeníngeo	11	7
Múltiplos locais	7	5
Outros	2	1
Pele	0	0

2. Adenopatias na tuberculose dos gânglios linfáticos :

Para a totalidade da população inquirida, as adenopatias localizavam-se nas regiões cervical e mediastínica, com percentagens de 58% e 25%, respetivamente (Figura 8).

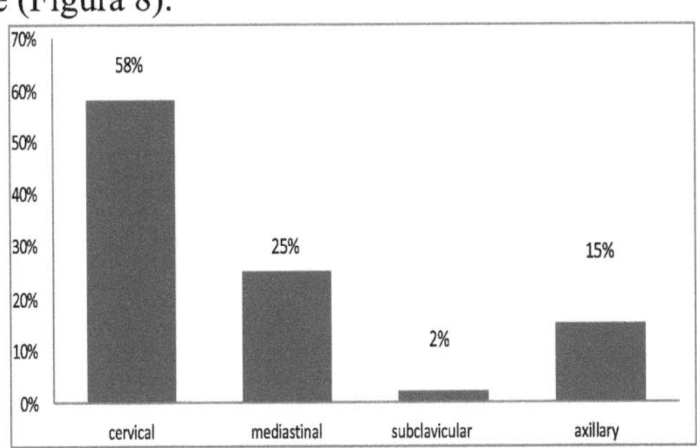

Figura 8: Distribuição dos enfermeiros segundo a localização mais frequente das adenopatias na tuberculose linfonodal

3. Órgãos afectados pela tuberculose peritoneal :

De acordo com o nosso estudo, o peritoneu parietal e visceral (28%) e o trato intestinal (25%) são os órgãos peritoneais mais afectados pela tuberculose, enquanto o baço e os órgãos genitais (10%) estão em minoria (Figura 5).

Tabela 5: Distribuição dos enfermeiros de acordo com os órgãos afectados pela tuberculose peritoneal

Órgãos afectados	A força de trabalho	Percentagem (%)
Peritoneu parietal e visceral	30	28
Trato intestinal	26	25
O fígado	16	15
O omento	13	12
Baço	11	10
Os órgãos genitais	11	10

V.Sinais clínicos de tuberculose :

A tosse, a febre e a perda de peso foram os sinais clínicos mais frequentemente seleccionados pelos enfermeiros na nossa população de estudo, seguidos da fadiga e da hemoptise (Figura 6).

Tabela 6: Distribuição dos enfermeiros de acordo com os sinais clínicos de tuberculose

Os sintomas	A força de trabalho	Percentagem (%)
Tosse persistente durante mais de 2 semanas	37	12
Perda de peso	37	12
Febre	37	12
Fadiga	36	11
Hemoptise	31	10
Anorexia	27	9
Suores noturnos	27	9
Adenopatias	23	8
Síndrome infecciosa	17	6
Vómitos	15	5
Dores nas articulações	13	4
Diarreia	7	2

VI. Etiopatogénese :

1. Classe de germes responsável pela tuberculose :

De acordo com os resultados do inquérito, 90% dos casos de tuberculose são bacterianos (Figura 9).

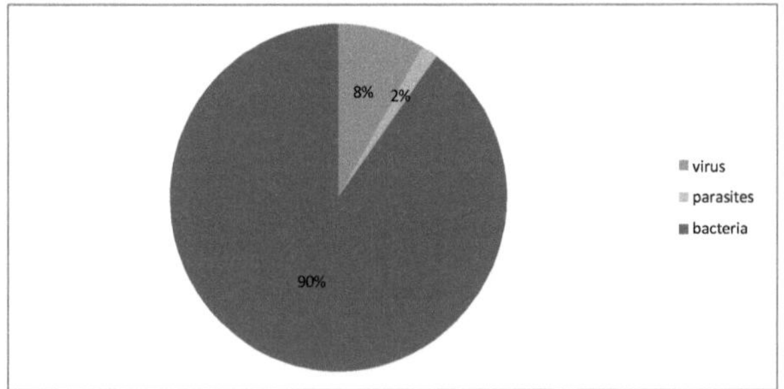

Figura 9: Distribuição dos enfermeiros por classe de germe responsável pela tuberculose

2. A bactéria que causa a tuberculose :

Os resultados da investigação mostram que os bacilos de Koch são as bactérias responsáveis pela tuberculose (100%) (Figura 10).

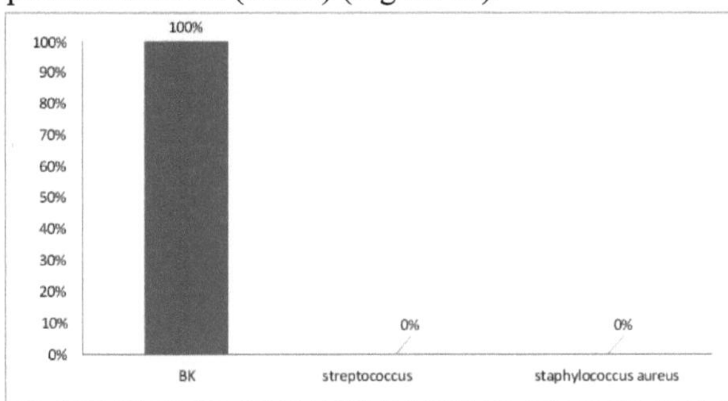

Figura 10: Distribuição dos enfermeiros de acordo com a bactéria causadora da tuberculose

1. Reservatórios de tuberculose :

A maioria dos enfermeiros respondeu que existem outros reservatórios de tuberculose para além dos seres humanos (82%) (figura 11).

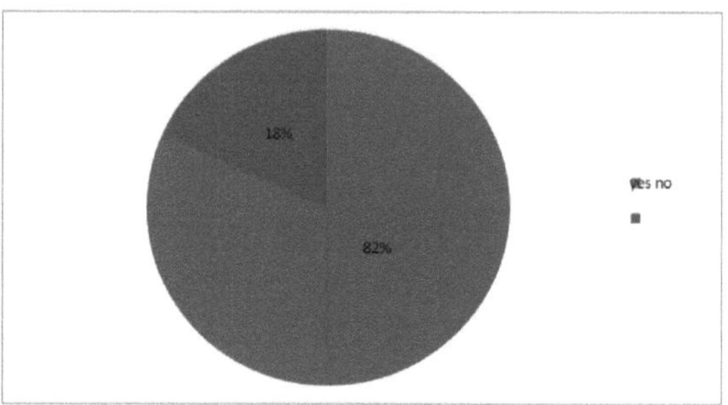

Figura 11: Repartição dos enfermeiros por reservatório na tuberculose

2. Modos de transmissão da tuberculose :

No nosso estudo, verificámos que, de acordo com os enfermeiros, a tuberculose é principalmente transmitida por via aérea (56%) (Figura 12).

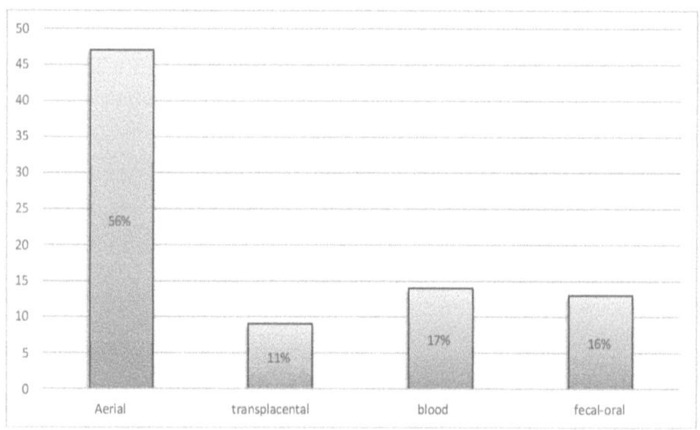

Figura 12: Distribuição dos enfermeiros de acordo com os modos de transmissão da tuberculose.

1. Transmissão da tuberculose pulmonar :

Na nossa população, a transmissão da tuberculose pulmonar faz-se
principalmente por via aérea (87%) (figura 13).

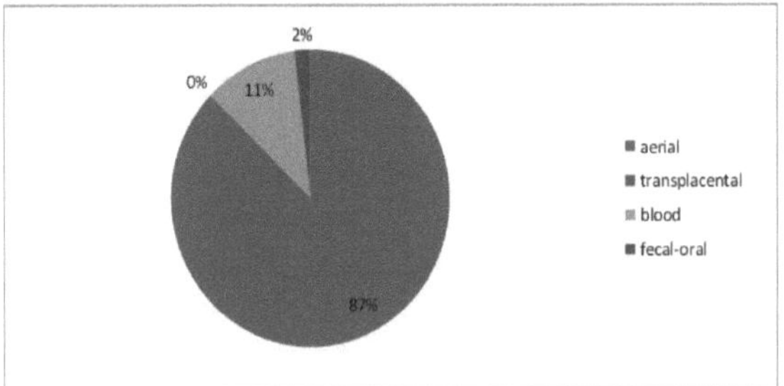

**Figura 13: Distribuição dos enfermeiros de acordo com a transmissão da
tuberculose pulmonar**

2. O modo de disseminação da tuberculose extra-pulmonar :

De acordo com os resultados do nosso inquérito, a maioria dos enfermeiros
respondeu que a tuberculose extra-pulmonar se deve geralmente à disseminação
hematogénica da tuberculose pulmonar (figura 14).

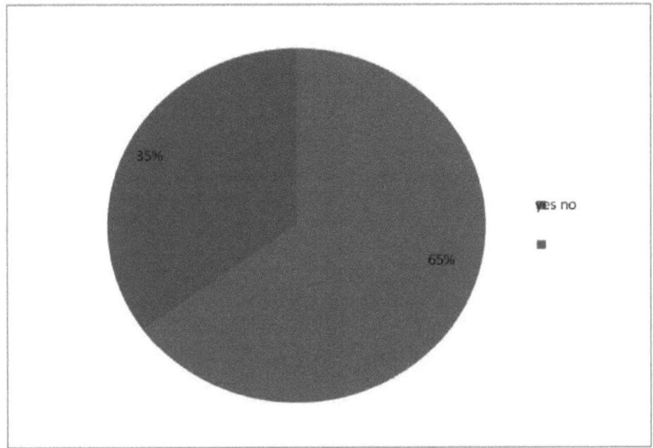

**Figura 14: Distribuição dos enfermeiros de acordo com a propagação da
tuberculose pulmonar**

6. Fases da tuberculose :

As percentagens de pessoal correspondentes a cada proposta foram muito próximas. De acordo com os nossos enfermeiros, a primeira fase foi a infeção latente (39%), a segunda fase foi a infeção primária (21%) e a fase final foi a infeção ativa em 29% dos casos (Figura 15).

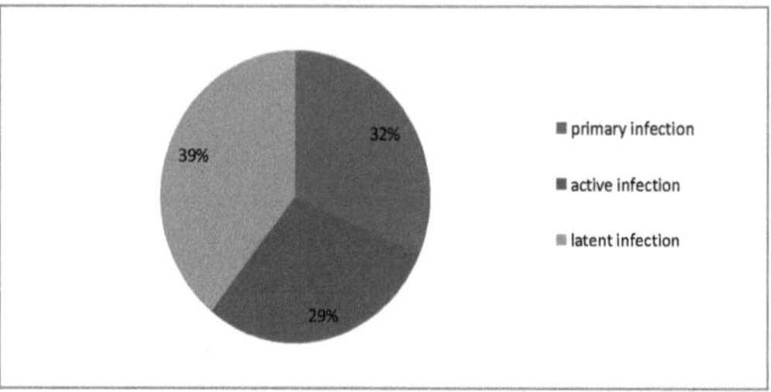

Figura 15: Distribuição dos enfermeiros por fase da tuberculose.

7. Factores de risco para a tuberculose :

Para a nossa população, a falta de vacinação BCG e a imunodeficiência são os principais factores de risco para a tuberculose, com percentagens de 20% e 16%, respetivamente (tabela 7).

Tabela 7: Distribuição dos enfermeiros de acordo com os factores de risco da tuberculose.

Factores de risco	Força de trabalho	Percentagem (%)
Promiscuidade	13	7
Malnutrição	26	13
Crianças com menos de 5 anos de idade	6	3
Idosos	16	8
Diabetes	21	11
Deficiência imunitária	31	16
Condições socioeconómicas desfavoráveis	25	13
Deficiência de vitamina D	3	1
Sem vacinação BCG	40	20
Consumo de drogas e de tabaco	16	8

VI. Testes de despistagem da tuberculose :

Para a nossa população, o BK da expetoração e o TST são os principais testes
utilizados para detetar a tuberculose, com percentagens de 35% e 29%,
respetivamente (Figura 16).

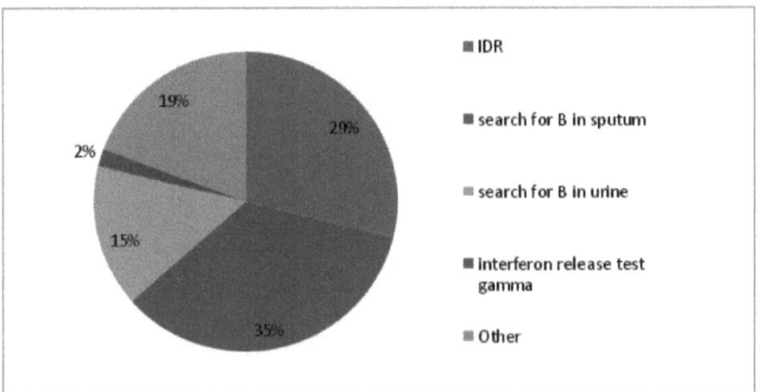

**Figura 16: Distribuição dos enfermeiros de acordo com os testes de rastreio
da tuberculose**

Os enfermeiros sugeriram outros testes de rastreio, como radiografias do tórax
(11%) e ecografias do tórax (Quadro 8).

Quadro 8: Outros exames propostos pelos enfermeiros.

Outros	Percentagem (%)
Radiografia do tórax	11%
Exame do tórax	4%
Biópsia de adenopatia	2%
Teste cutâneo	1%
Ensaio de acetilação	1%

VII. Complicações potenciais da tuberculose :

Na nossa população, a insuficiência respiratória (21%) e a extensão a outros locais (19%) são as potenciais complicações da tuberculose (tabela 9).

Complicações	força de trabalho	Percentagem (%)
As grutas	18	12
Insuficiência respiratória	32	21
Arterite e osteíte	21	14
Embolia pulmonar	17	11
Oclusão	2	1
Fístula	10	7
Superinfeção	22	15
Extensão a outros locais	29	19

Tabela 9: Distribuição dos enfermeiros de acordo com as potenciais complicações da tuberculose

VIII. Tratamento e gestão da tuberculose :

1. Distribuição dos enfermeiros segundo a classe terapêutica utilizada no tratamento da tuberculose :

A maioria dos enfermeiros inquiridos (63%) indicou que os medicamentos anti-tuberculose são o principal tratamento para a tuberculose (Figura 17).

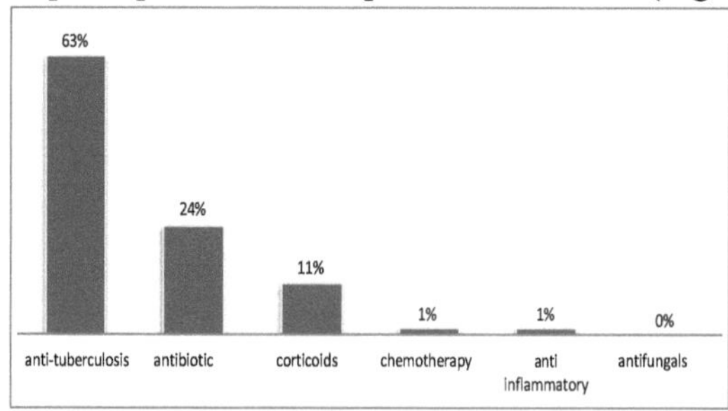

Figura 17: Distribuição dos enfermeiros de acordo com a classe terapêutica utilizada no tratamento da tuberculose.

2. O custo do tratamento da tuberculose :

De acordo com o nosso estudo recente, 97% da população inquirida respondeu que o tratamento da tuberculose é gratuito (Figura 18).

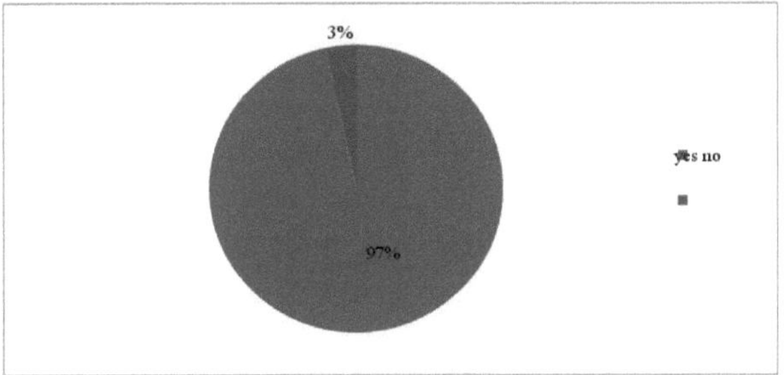

Figura 18: Distribuição dos enfermeiros segundo o facto de o tratamento da tuberculose ser gratuito

IX. Medidas preventivas :

1. Vacina BCG :

A maioria dos enfermeiros respondeu que todos os recém-nascidos deveriam ser vacinados contra a tuberculose (33%) (Tabela 10).

Tabela 10: Distribuição dos enfermeiros por vacinação BCG

As propostas :	A força de trabalho	Percentagens (%)
P1: uma vacina viva atenuada	30	26
P2: o frasco de vacina contém pelo menos 10 doses.	13	11
P3: a vacina é administrada sob a forma de uma injeção intradérmica rigorosa	29	25
P4: todos os recém-nascidos devem ser vacinados	38	33
P5: O BCG é indicado para mulheres grávidas e doentes imunocomprometidos	5	5

2. Isolamento :

A maioria dos enfermeiros (68%) não vê a necessidade de isolamento em todos os tipos de tuberculose (Figura 19).

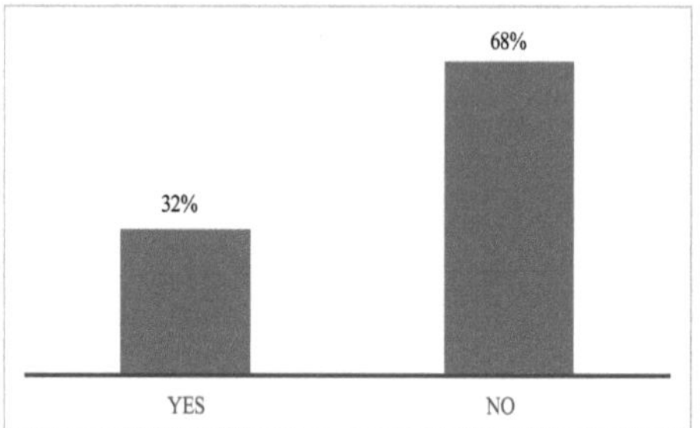

Figura 19: Distribuição dos enfermeiros de acordo com a indicação para isolamento em casos de tuberculose

I. Isolamento em caso de tuberculose pulmonar :

Todos os enfermeiros sublinharam a importância e a necessidade do isolamento nos casos de tuberculose pulmonar (figura 20).

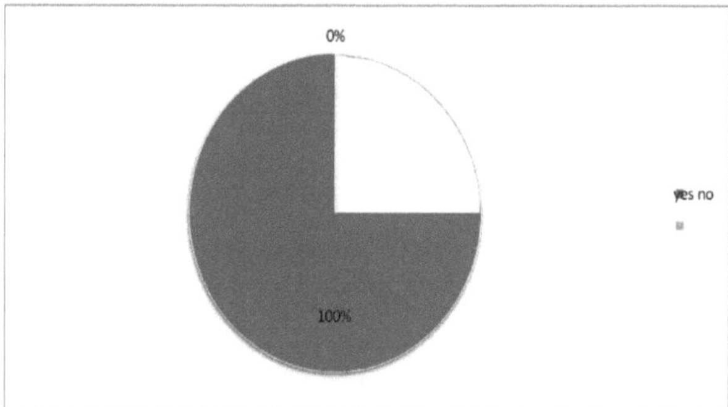

Figura 20: Distribuição dos enfermeiros de acordo com a necessidade de isolamento nos casos de tuberculose pulmonar.

II. Usar babetes:

Verificámos que 89% dos enfermeiros usavam babetes quando cuidavam de um doente com tuberculose (Figura 21).

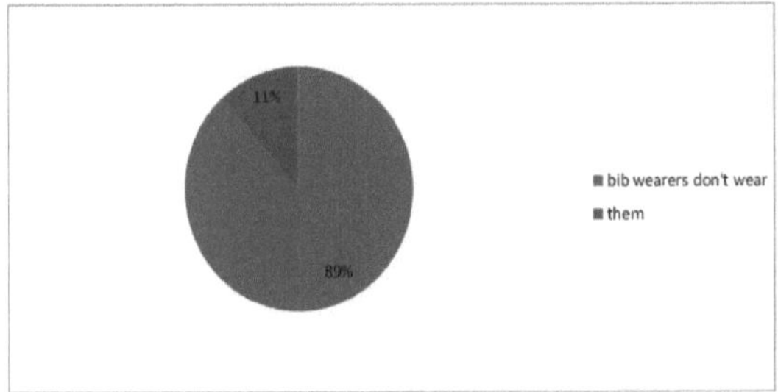

Figura 21: Distribuição dos enfermeiros segundo o uso de bibes.

III. Declarar a tuberculose :

De acordo com os enfermeiros inquiridos, a tuberculose é uma doença de declaração obrigatória, com uma percentagem de 100%. (Figura 22)

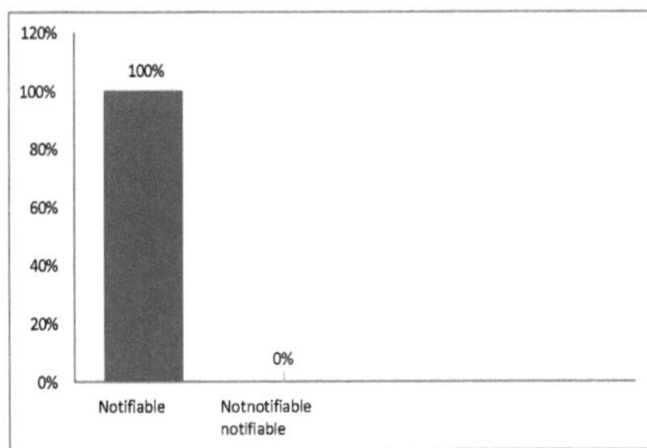

Figura 22: Distribuição dos enfermeiros segundo a notificação de tuberculose.

IV. Autoridades envolvidas na declaração :

A maioria dos participantes no nosso estudo optou por comunicar à autoridade regional de saúde (60%) (Figura 23).

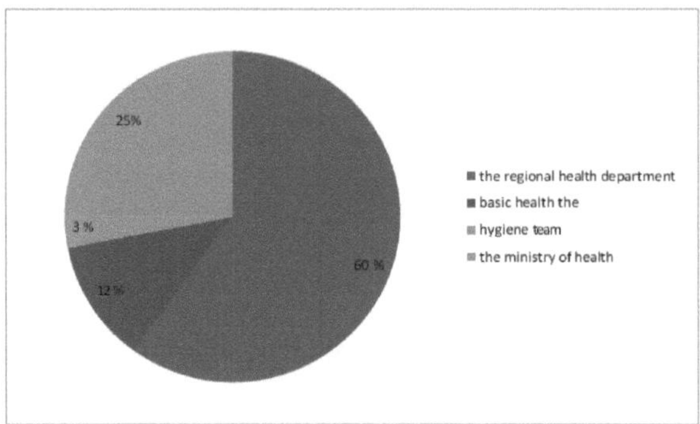

Figura 23: Distribuição dos enfermeiros por autoridade responsável.

V. A necessidade de um inquérito de saúde às pessoas próximas de um doente :

Verificámos que a maioria dos inquiridos indicou que o inquérito era necessário para a prevenção, a fim de detetar novos casos (56%) (Figura 24).

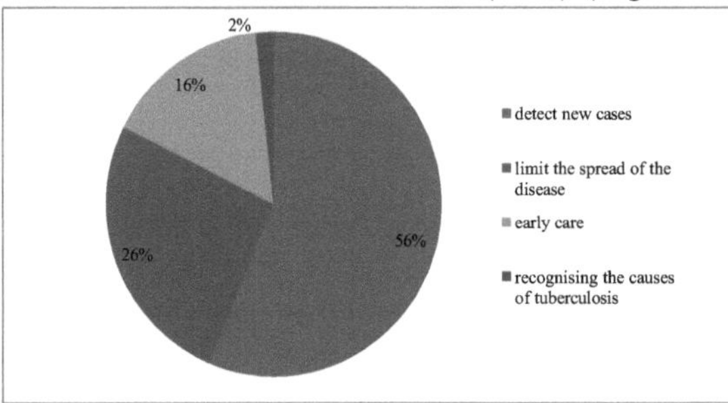

Figura 24: Distribuição dos enfermeiros de acordo com a necessidade de um inquérito de saúde aos familiares e amigos do doente.

VI.Objectivos do programa nacional de luta contra a tuberculose :
➢ A análise dos dados recolhidos revelou que a maioria dos enfermeiros indicou que os objectivos do programa nacional de controlo da tuberculose eram a redução da morbilidade e da mortalidade (61%) (Tabela 11).

Quadro 11: Objectivos do programa nacional de luta contra a tuberculose

Objetivo	Número Percentagem
A tuberculose deixará de ser um problema de saúde pública em 2050	14 23%
A incidência é inferior a 1 por milhão de habitantes	10 16%
Reduzir a morbilidade e a mortalidade	37 61%

Pontuação de conhecimentos teóricos :

No nosso inquérito, conclui-se que o nível geral de conhecimentos teóricos sobre a tuberculose é médio (16,5/28), o que pode estar relacionado com o facto de a maioria dos enfermeiros inquiridos não ter participado em acções de formação anteriores.

Quadro 12: Avaliação dos conhecimentos teóricos

O número de pontos	
A definição de tuberculose	0.5/2
Formação sobre tuberculose	0/1
Epidemiologia	0.5/2
Tipos de tuberculose	2/3
Sinais clínicos	1/1
Etiopatologia	5.5/8
Testes de despistagem	0.5/1
Complicações	0.5/1
Tratamentos	1 / 2
Medidas preventivas	5/7
Total de pontos	16,5/28

IX. O papel da enfermagem no tratamento da tuberculose :

1. Tratamento prévio de doentes com tuberculose, independentemente do local

Os resultados obtidos para esta questão mostraram que 87% da população estudada geria doentes com tuberculose (Figura 25).

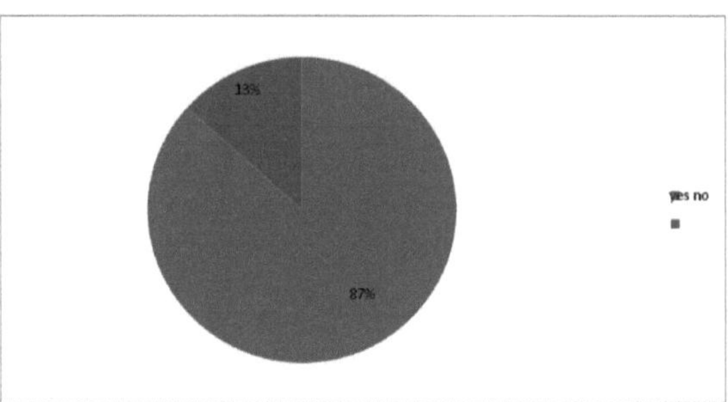

Figura 25: Distribuição dos enfermeiros de acordo com o tratamento anterior da tuberculose

✓ **Localização da tuberculose :**

De acordo com os nossos resultados, verificámos que a tuberculose pulmonar foi a localização mais frequentemente encontrada (52%) (Figura 26).

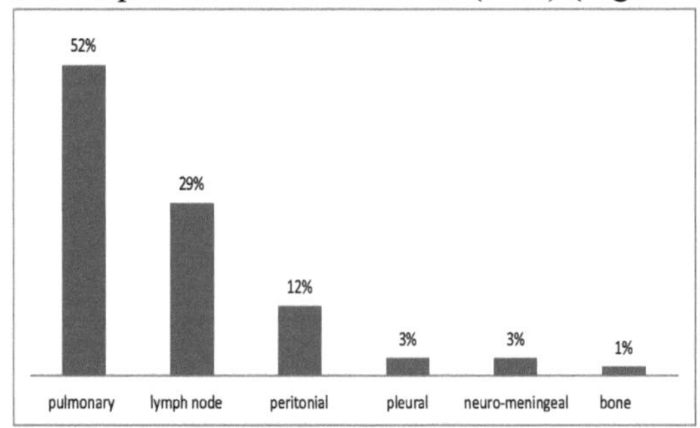

Figura 26: Distribuição dos enfermeiros por localização da tuberculose nos doentes ao seu cuidado.

✓ **ACÇÕES A EMPREENDER :**

- A resposta do enfermeiro a um doente com tuberculose numa urgência :

No nosso inquérito, verificámos que os exames de rastreio foram escolhidos por

54% dos participantes como a forma mais adequada de lidar com a tuberculose numa emergência, e que a notificação e o isolamento dos doentes foram citados por 33% dos profissionais de saúde. (Tabela 13)

Quadro 13: Distribuição dos enfermeiros de acordo com os procedimentos de emergência

	Força de trabalho	Percentagem
submeter-se a um teste de despistagem mediante prescrição médica	26	44%
acesso venoso periférico	16	27%
oxigenoterapia	12	19%
monitorização dos parâmetros vitais	6	10%

-

O comportamento dos enfermeiros durante o internamento nos dois serviços de pneumologia e de doenças infecciosas face a um doente com tuberculose:

A análise dos dados recolhidos revelou que 47% dos enfermeiros insistiram na administração de tratamentos anti-tuberculose e 23% sugeriram a monitorização do estado geral de saúde. (Tabela 14).

Tabela 14: Distribuição dos enfermeiros segundo as instruções de utilização durante o internamento nos dois serviços de pneumologia e de doenças infecciosas

Força de trabalho		Percentagem
administração de tratamentos anti-tuberculose	35	47%
controlo do estado geral	17	23%
testes de despistagem	11	14%
boa adesão do doente ao tratamento	7	10%
isolamento	5	6%

2. Nível de satisfação dos enfermeiros relativamente aos cuidados de saúde na tuberculose :

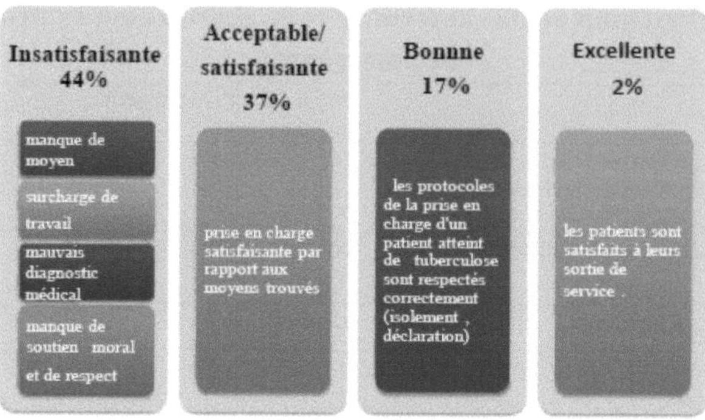

Figura 27: Avaliação da satisfação dos enfermeiros com os cuidados prestados à tuberculose.

3. Propostas dos enfermeiros para uma melhor assistência à tuberculose :

Os enfermeiros sublinharam dois aspectos fundamentais para melhorar a gestão da tuberculose: dotar o hospital de todo o equipamento necessário para efetuar exames complementares e rastreios (39%) e proporcionar educação para a saúde (28%). (Quadro 15).

Quadro 15: Propostas para melhorar os cuidados de saúde.

Propostas para melhorar os cuidados de saúde	Força de trabalho	Percentagem (%)
Dotar o hospital de todo o material necessário para os exames complementares e de rastreio	23	39
Educação para a saúde	17	28
Respeitar o protocolo de luta contra a tuberculose	7	12
Formação do pessoal	5	8
Boa nutrição para os doentes	5	8
Apoio moral	3	5

Pontuação prática para a tuberculose :

O nosso inquérito mostrou que os enfermeiros tinham boas práticas no tratamento da tuberculose (a pontuação foi de 4/6). (Quadro 16).

Tabela 16: Pontuação das práticas de tuberculose.

O número de pontos	
O que fazer em caso de emergência	1 / 2
O que fazer durante a hospitalização	1,5/2
Avaliação dos cuidados de enfermagem	0,5/1
Propostas dos enfermeiros	1/1
Pontuação total	4/6

DISCUSSÃO

A. Características sócio-demográficas e profissionais :

O nosso estudo envolveu 60 enfermeiros, 65% dos quais eram mulheres. Em contrapartida, um estudo realizado em Abidjan para avaliar os conhecimentos e as atitudes dos enfermeiros envolvidos na gestão da co-infeção TB/VIH revelou uma predominância de homens [2].

✎ Esta diferença explica-se pelo facto de o número de enfermeiras na Tunísia ser superior ao número de enfermeiros, em consonância com a feminização da população. 36% dos enfermeiros tinham menos de 5 anos de experiência e 42% tinham menos de 30 anos. Em contrapartida, os resultados do estudo anterior mostraram que a idade média do pessoal de enfermagem era de 40,9 anos e a antiguidade média de 8 anos [2]. O questionário elaborado foi distribuído nos serviços de medicina respiratória (30%), de urgência (43%) e de doenças infecciosas (27%).

✎ Estes serviços foram escolhidos devido ao facto de poderem estar presentes doentes com tuberculose.

B. Estudo do conhecimento geral sobre a tuberculose:
I. Definição de tuberculose :

De acordo com o guia nacional para o manejo da tuberculose elaborado pelo Ministério da Saúde (2018), a tuberculose é definida como uma doença infecciosa causada por bactérias do complexo mycobacterium (M) tuberculosis, podendo ser classificada como tuberculose primária ou tuberculose pós-primária (secundária). [3]

Neste caso, 47% dos participantes indicaram que a tuberculose é uma doença infecciosa causada por uma micobactéria, Mycobacterium tuberculosis, que afecta mais frequentemente os pulmões. A maioria (89%) não sabe que a tuberculose é uma infeção crónica e progressiva que compreende uma fase latente e uma fase ativa.

II.   Formação sobre a tuberculose :

A Dra. Carrie Tudor, Directora do Projeto TB do ICN (2019), afirmou que a formação contínua dos enfermeiros sobre a prevenção, os modos de transmissão, os cuidados primários e o tratamento da TB é fundamental para melhorar os cuidados prestados aos doentes. Os enfermeiros estão na linha da frente, todos os dias, em todo o mundo. Desempenham um papel essencial para melhorar o rastreio e a deteção de casos, proporcionar aos doentes o tratamento adequado, monitorizar os doentes e melhorar a qualidade de vida. [4]

Neste contexto, apenas 32% dos enfermeiros inquiridos tinham participado em acções de formação durante os seus estudos e no exercício da sua profissão.

✎ Isto pode dever-se ao facto de não reconhecerem a importância de actualizarem os seus conhecimentos sobre a tuberculose.

✎

III. Epidemiologia :

De acordo com a Organização Mundial de Saúde (OMS, 2023), o número de casos registados na Tunísia em 2021 será de 36 novos casos/100 000 habitantes. Este número é relativamente baixo em comparação com a África do Sul, onde se registam 513 novos casos por 100 000 habitantes, e com os países vizinhos (54 casos por 100 000 habitantes na Argélia, 59 casos por 100 000 habitantes na Líbia e 94 casos por 100 000 habitantes em Marrocos). [5]

Neste sentido, 36 novos casos/100milhas é a proposta mais escolhida pelos participantes no nosso inquérito (35%). De acordo com os nossos resultados, quase metade do nosso pessoal considera que a incidência da tuberculose na região de Gabès está próxima da média nacional (57%). No entanto, de acordo com o Departamento Regional de Saúde de Gabès, a incidência da tuberculose é superior à média nacional (140 casos em 2022).

IV. Os diferentes tipos de tuberculose:

Os resultados do nosso inquérito mostram que a tuberculose pulmonar (29%) e a tuberculose dos gânglios linfáticos (28%) são as duas localizações mais frequentemente referidas, seguidas da tuberculose peritoneal (19%). Verificámos que apenas 7% dos enfermeiros tinham conhecimento da tuberculose neuromeníngea, enquanto nenhum dos nossos enfermeiros mencionou a tuberculose cutânea. Um estudo retrospetivo que incluiu 100 pacientes tratados por tuberculose entre janeiro de 2018 e junho de 2021 no Departamento de

Pneumologia do Hospital Jendouba mostrou que a tuberculose pulmonar é de longe a mais comum (75%), seguida pela tuberculose pleural (14%) e tuberculose linfonodal (13%). Para além disso, foram encontradas outras localizações mais raras, como a localização parietal torácica (2 casos), meníngea cerebral (2 casos), mamária (1 caso) e cutânea (1 caso). [6]

✎ Verificámos que os resultados deste estudo realizado em Jendouba convergem com os nossos resultados. Assim, as localizações raramente encontradas (tuberculose neuro-meningeal, mamária e cutânea) são os mesmos tipos conhecidos com menos frequência pelos enfermeiros que participaram no nosso inquérito.A tuberculose linfonodal caracteriza-se pelo aparecimento de várias adenopatias, muitas vezes palpáveis no corpo humano. 58% do pessoal inquirido respondeu que a localização cervical é a mais frequente, seguida da localização mediastínica com uma percentagem de 25%, depois a localização axilar (15%) e a linfonodal (15%). finalmente subclavicular (2%). Do mesmo modo, num estudo retrospetivo efectuado no serviço de doenças infecciosas de Sfax em 50 doentes com tuberculose linfonodal, as adenopatias eram principalmente cervicais (75%), seguidas das mediastínicas (21%), supra-claviculares (9,4%) e axilares (6,3%) [7]. Os resultados de um estudo efectuado no centro de tuberculose de Marraquexe mostraram que a adenopatia era cervical em 95% dos casos, mediastínica em 5,1%, abdominal em 3,7%, axilar em 2,8% e inguinal em 0,3%. [8] A maioria dos enfermeiros escolheu as duas localizações mais frequentemente encontradas. Podemos, portanto, concluir que os seus conhecimentos se limitam às localizações mais frequentemente encontradas no seu trabalho e que não efectuam uma pesquisa aprofundada sobre as localizações mais raras. De acordo com os nossos resultados, a maioria dos profissionais (28%) afirmou que os órgãos que podem ser afectados nos casos de tuberculose peritoneal são o peritoneu parietal e visceral, 25% o trato intestinal, 15% o fígado, 12% o omento e 10% o baço e os órgãos genitais. Um inquérito realizado no serviço de cirurgia geral do Hospital Militar de Marraquexe mostrou os órgãos afectados pela tuberculose abdominal. As zonas mais afectadas são o intestino delgado (44%), o ceco (35%) e o íleo-ceco (16%). O envolvimento isolado do cólon é raro, e estima-se que seja entre 1,5 e 2,5 milhões de euros. Os outros locais abdominais envolvidos são os gânglios linfáticos, o peritoneu, o fígado e o baço. [9]

V.Sinais clínicos de tuberculose :

De acordo com as respostas dos enfermeiros, os sintomas que caracterizam esta doença são muito semelhantes em termos percentuais: febre, tosse persistente com duração superior a 2 semanas e perda de peso (12%), fadiga (11%), hemoptise (10%), suores noturnos, anorexia (9%) e adenopatia (8%). Um estudo realizado na Costa do Marfim por investigadores da Universidade de Bouake concluiu que os sinais clínicos mais sugestivos de tuberculose eram: tosse prolongada (87,6%), sangue na expetoração (40,6%), perda de peso (32,7%) e dor no peito (13,9%), enquanto os outros sintomas eram menos comuns [10]. Em ambos os estudos, a maioria dos inquiridos mencionou a tuberculose em relação aos três principais sinais clínicos: tosse prolongada, perda de peso e hemoptise, o que explica por que razão os sintomas da tuberculose são óbvios e conhecidos pela maioria do pessoal, independentemente da sua região ou nível de educação.

VI. Etiopatogénese :

De acordo com os nossos enfermeiros, a tuberculose é uma doença bacteriana em 90% dos casos. No entanto, alguns acreditam que se trata de uma doença viral e parasitária em 8% e 2%, respetivamente.

✎ Embora uma pequena percentagem de participantes (10%) tenha respondido incorretamente a esta pergunta, não esperamos que o façam, especialmente porque lidam diariamente com muitos casos de tuberculose.

Todos os enfermeiros pensavam que o germe responsável pela doença era o Mycobacterium tuberculosis hominis 100%. De acordo com os resultados do nosso estudo, 82% da população acreditava que os seres humanos não são o único reservatório da tuberculose, mas também os bovinos. Na literatura recente, o termo tuberculose abrange a doença causada pelo Mycobacterium tuberculosis (do qual os seres humanos são o principal reservatório), mas também doenças semelhantes causadas pelas micobactérias estreitamente relacionadas M. bovis, M. africanum e M. microti [11].

Segundo os nossos enfermeiros, a transmissão da tuberculose pulmonar faz-se principalmente por via aérea (87%) e as outras localizações da tuberculose devem-se essencialmente à disseminação hematogénica da tuberculose pulmonar (65%). Do mesmo modo, um estudo efectuado na Universidade de

Bamako mostra que a contaminação ocorre por via aérea na maioria dos casos (97%). No entanto, as vias sanguínea, mucocutânea e digestiva (consumo de leite contaminado com M.bovis) também podem ocorrer [12].

Os bacilos M. tuberculosis causam inicialmente uma infeção primária, uma pequena percentagem da qual acaba por progredir para uma doença clínica de gravidade variável. No entanto, a maior parte (cerca de 95%) das infecções primárias são assintomáticas. Uma percentagem das infecções primárias desaparece espontaneamente, mas a maioria é seguida de uma fase latente. Uma percentagem de infecções primárias desaparece espontaneamente, mas a maioria é seguida por uma fase latente. Uma variação variável (5 a 10%) das infecções latentes é reactivada mais tarde com o aparecimento dos sintomas da doença [11]. [No que diz respeito aos factores de risco da tuberculose, 20% dos participantes consideraram que a falta de vacinação BCG era a principal causa de contaminação por esta doença. Além disso, 16% dos funcionários eram a favor da imunodeficiência, 13% para condições socioeconómicas desfavoráveis e desnutrição e 11% para diabetes e promiscuidade 7%. Da mesma forma, os factores de risco encontrados num estudo retrospetivo que incluiu casos de tuberculose no departamento de pneumologia do Hospital Universitário Mohamed VI em Marraquexe (2017, 2019) foram: Baixo nível socioeconómico (70,3%), promiscuidade (20,3%), falta de vacinação (5%), contágio recente de tuberculose (31,9%), tabagismo (31,2%), canabismo (10%), consumo de kif (14,5%), alcoolismo (6,5%), comorbidades como diabetes (8,7%), HTA (8%) e neoplasia progressiva (3,2%). [13]

↳ Verificámos que os conhecimentos dos enfermeiros sobre os factores de risco da tuberculose são praticamente os mesmos, mas com algumas diferenças em termos de percentagem. Esta situação pode ser explicada por vários factores, tais como a idade, o sexo, a exposição profissional e ambiental, o local de residência e o acesso aos cuidados de saúde.

VII. Teste de despistagem :

As respostas dos enfermeiros relativamente aos testes de rastreio efectuados nos casos de suspeita de tuberculose foram 29% para o teste tuberculínico, 35% para o teste de BK na expetoração, 17% para o teste de BK na urina, 2% para o teste de libertação de interferão gama e 20% para outros exames (radiografia do tórax, teste cutâneo, biopsia, teste de acetilação).

De acordo com um estudo realizado na Bélgica pelo Fonds des Affections Respiratoires asbl (2023), estão disponíveis vários meios de diagnóstico para detetar a tuberculose: a prova cutânea da tuberculina, também conhecida por reação intradérmica, os testes IGRA, que são análises ao sangue mais dispendiosas que oferecem uma alternativa à prova tuberculínica, e as radiografias do tórax. Qualquer que seja a localização suspeita da tuberculose, a confirmação do diagnóstico da doença tuberculosa envolve testes bacteriológicos. No caso da tuberculose pulmonar, os BK são detectados na expetoração matinal (ou nas secreções obtidas após broncoscopia ou na sonda gástrica nas crianças). A expetoração é examinada ao microscópio e cultivada. [14]

✎ No nosso estudo, a maioria dos participantes respondeu que o teste tuberculínico e o teste de BK na expetoração eram os dois testes de rastreio essenciais, provavelmente porque estes são os testes disponíveis no Hospital Universitário de Gabes.

VIII. Complicações:

Dos profissionais de saúde que participaram no nosso estudo, 21% consideraram a insuficiência respiratória como a principal complicação, enquanto 19% escolheram a extensão para outras localizações. Entre os nossos enfermeiros, 15% mencionaram a possibilidade de superinfeção e 14% referiram-se a arterite e osteíte. Um estudo realizado por Gueza, em 2018, na Argélia, a partir dos registos de doentes hospitalizados durante 2 anos (2015-2016). As principais complicações observadas foram: superinfeção (49%), abcesso (23%), pneumotórax (11%), enxerto aspergilar (07%), enxerto neoplásico (09%), hemoptise (48%), embolia pulmonar (08%) e reativação da tuberculose em 4 casos. 33% dos doentes desenvolveram insuficiência respiratória crónica, 03 doentes foram submetidos a cirurgia e infelizmente registámos 03 mortes. [15]

✎ Parece que ambos os estudos tiveram complicações semelhantes, embora as percentagens fossem diferentes. Por conseguinte, é importante que os profissionais de saúde tenham em conta estas complicações e implementem medidas de prevenção e tratamento para melhorar a saúde dos doentes e os resultados clínicos. É ilegítimo sublinhar que a prevenção é sempre preferível ao tratamento, pelo que os profissionais de saúde devem também pôr em prática medidas de prevenção destas complicações, sobretudo em doentes de alto risco.

IX. Tratamentos para a tuberculose :

Durante o nosso estudo, os enfermeiros foram questionados sobre os tratamentos utilizados para tratar a tuberculose. As respostas foram as seguintes: 63% escolheram os medicamentos anti-tuberculose (63%), seguidos dos antibióticos (24%), corticóides e anti-inflamatórios (11%) e quimioterapia (1%). A diferença de percentagem entre as duas primeiras proposições (63% e 24%) mostra que os enfermeiros não sabem que os medicamentos anti-tuberculose são antibióticos. Um estudo realizado no Instituto Pasteur em 2021 mostra que é utilizada uma combinação de antibióticos para tratar os doentes com tuberculose e que este tratamento deve ser seguido durante pelo menos 6 meses (e até dois anos no caso de estirpes multi-resistentes). [16]

Além disso, para avaliar se a terapêutica adjuvante com corticosteróides reduz a mortalidade e acelera a recuperação clínica ou microbiológica em pessoas com tuberculose pulmonar, os estudos indexados entre 1966 e maio de 2014 no Cochrane Infectious Diseases Group Trials Register mostraram que É improvável que a terapêutica adjuvante com corticosteróides traga benefícios significativos para as pessoas com tuberculose pulmonar. Os benefícios clínicos a curto prazo que encontrámos não parecem ser sustentados a longo prazo. [17]

Além disso, foram realizados vários estudos pelo Dr. Carl Nathanr et all para testar a ação de medicamentos anti-inflamatórios na BK. Descobriram que a oxifenbutazona (um anti-inflamatório) podia matar a bactéria. Mas isso não foi suficiente para determinar a eficácia da molécula: ela ainda tinha de ser testada em humanos como parte de uma ação contra a tuberculose. [Em suma, a tuberculose é essencialmente tratada por uma combinação de antibióticos anti-tuberculose, como a maioria das nossas enfermeiras indicou (isoniazida, rifampicina, pirazinamida, etambutol e/ou estreptomicina). No que diz respeito a outras moléculas, como os anti-inflamatórios e os corticosteróides, a sua ação sobre a tuberculose ainda não está bem comprovada. A maioria dos nossos enfermeiros (97%) afirma que os tratamentos contra a tuberculose são disponibilizados gratuitamente aos doentes. O Programa Nacional de Controlo da Tuberculose disponibiliza tratamento gratuito a todos os doentes com tuberculose, independentemente da sua localização, origem geográfica ou fonte (pública ou privada). Cada doente deve ter um registo de
Um "doente de tuberculose" que tem acesso a este serviço gratuito. [19]
♣ A disponibilização de tratamento gratuito a todos os doentes constitui um incentivo para que estes procurem tratamento. Deste modo, limitamos a

morbilidade e a mortalidade, bem como a transmissão da doença. Os enfermeiros devem, pois, estar conscientes deste direito para poderem prestar melhores cuidados.

X. Medidas preventivas :

Em relação à vacina BCG, 30% dos enfermeiros insistiram que todos os recém-nascidos deveriam ser vacinados e 95% foram contra a vacinação de mulheres grávidas e pacientes imunocomprometidos. No que respeita às características da vacina, estima-se que 26% dos participantes afirmaram que esta é constituída por bacilos vivos atenuados. 11% do pessoal pensava que o frasco continha pelo menos 10 doses e que devia ser administrado por injeção intradérmica rigorosa (25%). De acordo com as directrizes nacionais para a luta contra a tuberculose, a vacina BCG é recomendada para todos os recém-nascidos. A BCG é uma vacina viva atenuada administrada por via intradérmica. A dose recomendada é de 0,05 ml para recém-nascidos e bebés com menos de três meses de idade, e de 0,1 ml para as outras crianças. No entanto, está contra-indicada para crianças com imunodeficiência, uma vez que pode causar-lhes graves problemas de saúde. [20]

✍ Verificámos que uma minoria dos profissionais de saúde tinha conhecimento de que a vacina BCG é recomendada para os recém-nascidos e que é administrada por via intradérmica. Isto pode ser explicado pelo facto de o nosso inquérito não ter sido realizado nos serviços responsáveis pela vacinação (centro de saúde básico, maternidade e serviços de neonatologia), uma vez que os conhecimentos e as competências podem variar em função da sua formação, experiência e área específica de trabalho.

Além disso, mais de metade (68%) do pessoal interrogado insiste em isolar os doentes com tuberculose, seja qual for o local. No entanto, todos concordaram (100%) que os doentes com tuberculose pulmonar devem ser isolados e só entrar em contacto com o pessoal de saúde que usa babete. Contraditoriamente, apenas 88% dos enfermeiros insistiram no uso de máscaras. Um estudo realizado na Bélgica em 2013 mostrou que, em caso de tuberculose, o isolamento é recomendado para os doentes com formas activas e contagiosas da doença. O uso de uma máscara respiratória é também recomendado para estes doentes. O uso de uma máscara respiratória também é recomendado para os doentes com tuberculose ativa e para o pessoal de saúde que está em contacto direto com eles. [21]

✎ No caso da tuberculose, o isolamento e o uso de máscaras são muito importantes para evitar a transmissão da doença a outras pessoas, nomeadamente aos profissionais de saúde. É encorajador constatar que todos os profissionais inquiridos concordam com a necessidade de isolar os doentes com tuberculose pulmonar, pois isso é essencial para evitar a propagação da doença. No entanto, é preocupante o facto de apenas 88% dos enfermeiros insistirem no uso de máscaras, uma vez que isso pode pôr em risco a sua própria saúde, bem como a dos outros doentes e do pessoal médico e paramédico. É importante que todos os profissionais de saúde estejam conscientes da importância do uso de máscaras por uma questão de princípio, bem como das outras precauções necessárias para evitar a transmissão da tuberculose.

A análise dos dados recolhidos revelou que todos os participantes confirmaram que a tuberculose é uma doença de declaração obrigatória (100%), e que os enfermeiros inquiridos notificaram a doença à direção regional de saúde (60%), ao centro básico de saúde (12%), à equipa de higiene (3%) e ao Ministério da Saúde (25%). Após a notificação da doença, os profissionais de saúde sublinharam a necessidade de efetuar um inquérito sanitário às pessoas que os rodeiam, a fim de detetar novos casos (58%), limitar a propagação da doença (26%), tratar precocemente os doentes (16%) e reconhecer as causas da tuberculose (2%). A notificação dos casos de tuberculose está integrada no sistema de doenças transmissíveis de declaração obrigatória (MDO) (Lei 07/12 de 12 de fevereiro de 2007 relativa às doenças transmissíveis). A informação é enviada através de um formulário em duplicado, um dos quais é enviado para o nível regional (serviço regional de cuidados de saúde básicos através da equipa do distrito sanitário) e o segundo para o nível central (DSSB). O circuito de informação envolve estruturas de saúde a 3 níveis: periférico (CSB e distrito sanitário), regional (serviço regional de saúde pública no âmbito da direção regional de saúde pública) e nacional (Direção dos Cuidados de Saúde Básicos). [22]

✎ É óbvio que os enfermeiros devem estar conscientes de que a tuberculose é uma doença de declaração obrigatória, para que o maior número possível de casos seja detectado e notificado às autoridades de saúde. No que diz respeito às propostas possíveis para os objectivos do programa nacional de controlo da tuberculose, os participantes no nosso estudo escolheram as propostas com percentagens muito variáveis. A maioria (61%) escolheu reduzir a morbilidade e a mortalidade, 23% escolheram que a tuberculose deixasse de ser um problema de saúde pública a partir de 2050 e, por fim, 16% consideraram que a incidência deveria ser inferior a 1/milhão de habitantes. O objetivo do programa nacional de luta contra a tuberculose é reduzir a morbilidade e a mortalidade devidas à tuberculose. Este objetivo é simultaneamente social e epidemiológico[23]. [23] De facto, o guia nacional de luta contra a tuberculose publicado em 2018 traz novas missões:

• Assegurar que todas as pessoas que sofrem de tuberculose tenham acesso a um diagnóstico e a um tratamento eficaz, a fim de serem curadas;
• Quebrar a cadeia de transmissão da tuberculose ;

• Reduzir o peso social e económico da tuberculose [24].

✍ Os enfermeiros que participaram no nosso estudo tinham conhecimento do objetivo geral do programa de controlo da tuberculose. Mas isso não é suficiente, pois precisam de aprender mais sobre os objectivos específicos.

XI. O papel dos enfermeiros no tratamento da tuberculose :

O nosso estudo mostrou que 87% dos profissionais tinham tratado doentes com tuberculose em várias localizações: pulmonar (52%), nódulo linfático (29%), peritoneal (12%) e óssea (1%).

✍ A maioria dos enfermeiros lidou com os casos mais frequentes de tuberculose, pelo que se coloca a questão: respeitaram os protocolos e as regras universais de combate a esta endemia?

A análise dos dados recolhidos mostra que o tratamento da tuberculose no Hospital Universitário de Gabès começa no serviço de urgência, onde os enfermeiros enumeram os seguintes tratamentos: testes de despistagem (44%), oxigenoterapia (19%), acesso venoso periférico (27%) e monitorização dos parâmetros vitais (saturação, PA, temperatura, etc.) (10%). Depois, há o internamento nos dois serviços de pneumologia e de doenças infecciosas, onde solicitam testes de despistagem (16%), administração de tratamentos (50%), isolamento (7%), cumprimento dos tratamentos (10%) e controlo do estado geral (2%).Embora a OMS sublinhe a dimensão moral, definindo a saúde como "Um estado de bem-estar físico, mental e social que não consiste apenas na ausência de doença ou enfermidade."[25] Os enfermeiros do nosso estudo concentraram-se no lado físico da saúde do doente, negligenciando os aspectos psicológicos e emocionais ao prestarem cuidados destinados apenas a livrar o corpo do doente de germes. Além disso, os enfermeiros no Japão especificaram que o seu apoio aos doentes deve ser empático, fiável, motivador e culturalmente adequado, e que devem ajudar o doente a desenvolver as bases para uma vida mais saudável após o tratamento. [26]

✎ Isto levou-nos a sublinhar que, nos países desenvolvidos, a gestão da doença não se limita apenas aos aspectos físicos da doença, mas engloba também os aspectos sociais, mentais e emocionais da pessoa doente. A dignidade do doente deve ser respeitada ao longo de todo o processo de tratamento, e os efeitos da doença na sua saúde mental são também considerados e tratados. Este facto demonstra a grande importância atribuída à qualidade dos cuidados de saúde nos países desenvolvidos.

Entre os resultados encontrados no nosso estudo, 44% da população estudada estava insatisfeita com os cuidados prestados devido à falta de recursos (equipamento, salas de isolamento), à sobrecarga de trabalho, à pressão psicológica, ao mau diagnóstico médico e à falta de apoio moral e de respeito. Entre o nosso pessoal, apenas 37% consideram que os cuidados são satisfatórios em relação aos recursos disponíveis. No entanto, 17% consideram que são bons porque seguem o protocolo do programa nacional de tuberculose e 2% consideram que são excelentes porque os doentes estão satisfeitos.

Para melhor avaliar a eficácia da gestão da tuberculose, a Organização Mundial de Saúde afirma que a taxa de sucesso do tratamento está estimada em 90% na Tunísia em 2019 [27].Estas conclusões estão em desacordo com os resultados de um estudo retrospetivo descritivo e analítico realizado em Marrocos entre 2015 e 2019. Este estudo mostrou que a cura foi declarada em mais de um terço dos pacientes com tuberculose (35,12%) e que a conclusão do tratamento também foi observada em mais de um terço dos pacientes (37,48%). O abandono do tratamento e os óbitos representaram 15,59% e 2,76% dos casos, respetivamente. O insucesso terapêutico foi registado em 0,63% dos casos. [28]

✎ Estes números mostram que o tratamento em Marrocos é insatisfatório, dada a baixa taxa de cura e o aparecimento de efeitos secundários. Na Tunísia, pelo contrário, os cuidados são satisfatórios, apesar das carências e dos obstáculos encontrados (sobrecarga de trabalho, falta de recursos, etc.). É importante compreender que a gestão de qualquer doença pode variar de um país para outro devido a muitos factores, como a situação do país no momento, o sistema de saúde, os recursos disponíveis, a formação dos profissionais de saúde e também a sensibilização do público.

Um inquérito recente realizado pelo Instituto Nacional de Estatística revelou que, em média, 54% dos cidadãos estavam insatisfeitos com os cuidados prestados nos centros de saúde, com uma taxa de insatisfação de 79% no Sudoeste e de 42% no Centro-Leste. As razões prendem-se com a falta de medicamentos, os tempos de espera e a indisponibilidade de pessoal médico. Uma percentagem de 41% dos cidadãos referiu tempos de espera demasiado longos para uma operação necessária e quase 40% referiu falta de respeito por parte do pessoal de saúde[29]. [29] É necessário adotar medidas para melhorar a qualidade dos cuidados e garantir aos doentes o acesso a cuidados melhores e mais eficazes. Para tal, os enfermeiros do nosso inquérito sugeriram equipar o hospital com todo o material necessário para os exames complementares e de rastreio (39%), a educação para a saúde (28%), o cumprimento do protocolo de controlo da tuberculose (12%), a formação contínua do pessoal (8%), uma boa alimentação dos doentes (8%) e, por último, mas não menos importante, a importância do apoio moral (5%).

XII. Avaliação dos conhecimentos de enfermagem sobre a tuberculose :

Teoricamente, embora a pontuação atribuída a esta parte seja considerada aceitável (16,5/28), os profissionais de saúde que participaram no nosso estudo não dispõem de informações suficientes sobre a evolução desta doença (cronicidade e estádios), os tipos, as diferentes localizações, alguns modos de transmissão e a instituição a que se dirigem. Sentem também que o seu papel se limita a administrar o tratamento, sem pesquisar as indicações, as contra-indicações e os possíveis efeitos secundários. É importante que os enfermeiros recebam formação e actualizem regularmente os seus conhecimentos para poderem prestar cuidados de qualidade aos doentes com tuberculose.

Na prática, a gestão da tuberculose pelos enfermeiros pode ser aprovada (4/6) através do rastreio rápido de novos casos de tuberculose em caso de urgência, do acompanhamento regular do tratamento, do cumprimento das regras de higiene e de prevenção (uso de babetes, isolamento, lavagem das mãos e desinfeção dos equipamentos e dos quartos dos doentes). No entanto, os cuidados a prestar carecem de comunicação ativa e de apoio moral, que são importantes em todos os tipos de cuidados de saúde. São particularmente importantes na gestão da tuberculose, uma vez que a duração do tratamento é frequentemente longa e difícil e os doentes podem ser estigmatizados devido à doença. É essencial que os profissionais de saúde forneçam apoio emocional e comunicação eficaz aos doentes com tuberculose para os ajudar a gerir a sua doença e a manter a sua qualidade de vida.Neste sentido, um estudo transversal utilizando um auto-questionário administrado aleatoriamente ao pessoal paramédico no CHU la Rabta em Tunis. O inquérito foi realizado entre dezembro de 2015 e janeiro de 2016 e mostrou que as pontuações globais eram baixas, com uma média de 11,7 em 21. As proporções O número médio de respostas correctas nas áreas da transmissão, diagnóstico e tratamento da tuberculose e do PNT foi de 72,2%. No entanto, um melhor conhecimento do PNT só foi associado ao trabalho num serviço de pneumologia ou de doenças infecciosas. Foram identificadas várias lacunas nos conhecimentos do pessoal de saúde, nomeadamente no diagnóstico e tratamento da doença. Por conseguinte, o seu nível de conhecimentos deve ser melhorado através de uma formação profissional contínua. [28] Verificámos que os resultados da nossa investigação e os do estudo realizado no Hospital Universitário de Rabta revelaram uma ligeira diferença entre as pontuações globais do nosso inquérito (20,5/34) e as do outro estudo (11,7/21). Isto pode ser explicado pelo facto de trabalharmos em departamentos especializados no tratamento da tuberculose (pneumologia, doenças infecciosas e serviços de urgência). No entanto, estes estudos incluíram todo o pessoal do Hospital Rabta. Um ponto em comum entre os dois estudos foi a necessidade de formação contínua, que permite aos enfermeiros adquirir novas competências e conhecimentos, de modo a poderem responder às necessidades da população e dos doentes. Permite-lhes igualmente adaptar-se a novos ambientes de trabalho e assumir novos desafios profissionais.

RECOMENDAÇÃO

No final do nosso estudo, propusemos uma série de recomendações destinadas a otimizar os cuidados e a melhorar o planeamento e os conhecimentos dos enfermeiros:

- Planear os recursos materiais e humanos necessários.

- Realização de acções de sensibilização em hospitais de todo o país para transmitir ao pessoal de saúde a importância da formação contínua para melhorar os cuidados.
- Cumprimento rigoroso das regras de higiene hospitalar através da implementação de um controlo específico e regular dos serviços.
- É fundamental fornecer aos doentes informações claras e compreensíveis sobre a sua doença, o curso do seu tratamento e a forma como este será monitorizado.
- Trabalho em equipa, que ajuda a promover a escuta ativa entre os doentes e o pessoal de saúde.
- Estabelecer e reforçar a colaboração entre a equipa de saúde para garantir um diagnóstico correto e uma gestão adequada da doença.
- Perante qualquer sinal de tuberculose, o doente deve dirigir-se a um estabelecimento capaz de efetuar o diagnóstico e de o tratar.

CONCLUSÃO

De acordo com a Organização Mundial de Saúde (2023), a tuberculose é a décima terceira principal causa de morte a nível mundial e a segunda principal causa de morte por doenças infecciosas. Encontra-se principalmente em países de baixo e médio rendimento. De acordo com as estimativas, 10,6 milhões de pessoas terão desenvolvido tuberculose em todo o mundo e 1,6 milhões morrerão da doença em 2021[30]. [30] Por conseguinte, é necessária uma boa prevenção e um tratamento eficaz para erradicar esta doença. Foi isto que nos levou a escolher esta doença como tema do nosso projeto de fim de curso, tanto mais que está disseminada e é endémica na Tunísia. Realizámos um estudo descritivo, transversal e analítico com 60 enfermeiros com o objetivo de avaliar a qualidade dos cuidados e o papel, as competências e os conhecimentos dos enfermeiros na luta contra esta endemia. Os resultados do nosso inquérito mostraram que as respostas dos enfermeiros foram algo gerais ao que tem sido descrito na literatura como negligência, falta de formação contínua e sobrecarga de trabalho. Verificamos que os cuidadores necessitam de sensibilização e formação adequada para aumentar os seus conhecimentos teóricos e práticos, de forma a atingir os objectivos estabelecidos pelo programa nacional de controlo da tuberculose, que se baseia em cuidados preventivos, essencialmente a vacinação.

BIBLIOGRAFIA

[1] Wikipédia. (2022). História da tuberculose. Encontrado em
https://fr.wikipedia.org/wiki/Histoire_de_la_tuberculose (Acedido em
15.05.2023)

[2] : Koné, Z., Daix Ahou, J., Samaké, K., Bakayoko-yéo, S., Coulibaly, G.,
Kouao Domoua Serge, M. (2019). Co-infeção Tuberculose-HIV: estado de
conhecimento e atitudes do pessoal de saúde em ambientes de pneumologia em
Abidjan. Abidjan, costa do marfim. Obtido de:
https://www.revues-ufhb-ci.org/fichiers/FICHIR_ARTICLE_2611.pdf (Acedido
em 15.05.2023)

[3] : o guia nacional de gestão da tuberculose. (2018).Etiologia e patogénese da
tuberculose. Recuperado de:
http://www.santetunisie.rns.tn/images/docs/anis/actualite/2018/octobre/3010201
8Guide-PNLT-2018.pdf (consultado em 16.05.2023)

[4] : Tudor, C. (2019, março).curso-pneumologia-tuberculose. Infirmier.com
Visto à   https://www.infirmiers.com/etudiants/cours-et-tests/cours- curso-
pneumologia-
tuberculose#:~:text=As%20enfermeiras%20est%20em%20primeiro%C3%A8re,a
% 2Dt%2Delle%20d%C3%A9clar%C3%A9. (Consultado em 15.05.2023)

[5] Organização Mundial de Saúde. (2023). Relatório mundial de controlo da
tuberculose: incidência da tuberculose. Genebra, Suíça: Grupo do Banco
Mundial. Disponível em:
https://donnees.banquemondiale.org/indicator/SH.TBS.INCD?locations=TN
(Acedido em 16.05.2023)

[6] Maddeh, S., Mouelhi, D., Jlaiel, N., jdidi, M. T, Khraifi, M., Oueslati, B.,
Aouadi, S. (2022). Revue des maladies respiratoires actualités : profil
épidémiologique de la tuberculose dans la région du nord de la Tunisie, 14,157-.
158. Recuperado de:
https://doi.org/10.1016/j.rmra.2021.11.257 (Acedido em 19.05.2023)

[7] Marrakchi, C., Maàlouli, l., Lahiani, D., Hammami, B., Boudawara, T.,
Zribi, M., & Ben jemaa, M. (2010). Médicine et maladie infectieuses :
diagnostic de la tuberculose ganglionar périphérique en Tunisie, 40,119 /122.
Recuperado de :

https://doi.org/10.1016/j.medmal.2009.10.014 (consultado em 20.05.2023)

[8] : Hamzaoui, G., Amro, L., Sajiai, H., Serhane, H., Moumen, N., Ennezari, A., & yazidi, A.(2014). Tuberculose linfonodal: aspectos epidemiológicos e terapêuticos, cerca de 357 casos. Retrieved from:

https://www.ncbi.nlm.nih.gov/pmc/articles/PMC4345207/(Acedido em 20.05.2023)

[9] Elbarni, R., Lahkim, M., & Achour, A. (2012). Tuberculose pseudotumoral abdominal. Retrieved from:

https://www.ncbi.nlm.nih.gov/pmc/articles/PMC3542810/#:~:text=A%20tubercul ose%20abdominal%20pseudo%2Dtumor%2C%20raro%20m%C3%AAm e%20em%20países%20d,ainda%20em%20casos%20de%20complicação. (Acedido em 20.05.2023)

[10] : Doudo, T., Yeo Gningniminni, D., Coulibaly, B., Bla Claire, K., Kara Gérard, L., Koffi Sosthéne, K.,Tra Goin Lou Tina, V. (2012).Étude des connaissances, attitudes et pratiques sur la tuberculose dans les 19 anciennes régions sanitaires de Cote d'ivoire. Universidade de Bouake, Côte d'Ivoire.

https://allianceciv.org/alliance/pdf/ENQUETE_CAP_TB_2012_RAPPORT_FI NAL.pdf

[11] Edward, A. (2022). Tuberculose (TB). Recuperado de: https://www.msdmanuals.com/fr/professional/maladies-infectious/mycobact%C3%A9ria/tuberculosis-tb (consultado em 20.05.2023)

[12] Cisse, A. (2009). Aspects épidémiologiques et cliniques de la tuberculose chez les enfants de 0-15 ans dans les six centres de sante de référence de Bamako (Tese de doutoramento). Universidade de Bamako, Mali.

https://www.keneya.net/fmpos/theses/2009/med/pdf/09M120.pdf (consultado em 20.05.2023)

[13] Aazri, L., Aitbatahar, s., Amro, L. (2020). Notícias do Jornal de doenças respiratórias: factores de risco e diagnóstico da tuberculose, 12.264. Recuperado de:

https://www.sciencedirect.com/science/article/abs/pii/S187712031937288 (consultado em 21.05.2023)

[14] Fundo Respiratório. (2023). Quais são os testes de despistagem da tuberculose? Obtido de :

https://fares.be/tuberculose/f-a-q/quels-sont-les-tests-de-depistage-de-la-tuberculose (consultado em 21.05.2023)

[15] :, N. Bouhedda,. Lellou,(2018).Revisão de Doenças Respiratórias: Vivendo com sequelas da tuberculose, 35, A181. Recuperado de:

https://www.em-consulte.com/article/1194885/vivre-avec-des-sequelles-de-tuberculose (consultado em 21.05.2023)

[16] Instituto Pasteur. (2021). Tuberculose. Recuperado de:
https://www.pasteur.fr/fr/centre-medical/fiches-maladies/tuberculose#traitement (consultado em 21.05.2023)

[17] : Critchley, J., Orton, L., Pearson, F. (2014). Terapia adjuvante com corticosteroides na tuberculose pulmonar. Disponível em:

https://www.cochranelibrary.com/cdsr/doi/10.1002/14651858.CD011370/full/fr (consulté le 21.05.2023)

[18] Nathan, C. (2015). Anti-inflamatório. Recuperado de:
https://www.allodocteurs.fr/maladies-maladies-infectieuses-et-tropicales-tuberculose-um-anti-inflamatório-8082.html (consultado em 21.05.2023)

[19] Libbey, J. (2010). O essencial da informação científica e médica, 20.89. Recuperado de:

.https://www.onmne.tn/wp- content/uploads/2020/10/tuberculosis_fighting_5.pdf

(Acedido em 22.05.2023)
[20] : o guia nacional de gestão da tuberculose (2018).BCG. Recuperado de:

http://www.santetunisie.rns.tn/images/docs/anis/actualite/2018/octobre/3010201 8Guide-PNLT-2018.pdf (Acedido em 22.05.2023)

[21] Fonds des affections respiratoire asbl (2013). Contágio e isolamento. Recuperado de:

https://www.fares.be/tuberculose/infos-pour-professionnels/tuberculose-disease/contagiosis-and-isolation (Consultado em 22.05.2023)

[22] Programa nacional de controlo da tuberculose (2010). O Sistema de Doenças Transmissíveis Notificáveis (DNT) - Retrieved from :

https://www.ccmtunisie.org.tn/wp-content/uploads/2017/02/plannationalse.pdf (Acedido em 25.05.2023)

[23] Programa Nacional de Controlo da Tuberculose (2010). Objetivo do sistema de monitorização e avaliação. Recuperado de:https://www.ccmtunisie.org.tn/wp-content/uploads/2017/02/plannationalse.pdfcontent/uploads/2017/02/plannationalse.pdf (Acedido em 25.05.2023)

[24] Guia nacional de gestão da tuberculose (2018). Missão. Recuperado de:

http://www.santetunisie.rns.tn/images/docs/anis/actualite/2018/octobre/30102018Guide-PNLT-2018.pdf (Acedido em 25.05.2023)

[25] Organização Mundial de Saúde. (1946). Preâmbulo da Constituição da Organização Mundial de Saúde, tal como adoptada pela Conferência Internacional de Saúde. Disponível em

https://www.who.int/fr/about/frequently-asked-questions#:~:text=How%20the%20WHO%20does%C3%A9define%2Delle,disease%2 0or%20disease%C3%A9%C2%BB. (Acedido em 25.05.2023)

[26] Organização Mundial de Saúde. (Doenças transmissíveis: tuberculose.

[27] Organização Mundial de Saúde. (2023). Taxa de sucesso do tratamento da tuberculose: incidência da tuberculose. Genebra, Suíça: Grupo do Banco Mundial. Disponível em :

https://donnees.banquemondiale.org/indicator/SH.TBS.INCD?locations=TN (Acedido em 16.05.2023)

[28] Belhadj, H., Belhaj Yahia, M., El Abassi, A., Sabri, B. (2016). Le droit a la santé en Tunisie (relatório sobre o direito à saúde na Tunísia).association tunisienne de défense du droit a la santé, Tunísia. Recuperado de: https://ftdes.net/rapports/ATDDS.pdf (Acedido em 25.05.2023)

[29] Organização Mundial de Saúde. (2023). Tuberculose. Recuperado de: https://**www.who.int/fr/news-room/fact-sheets/detail/tuberculosis** (Acedido em 26.05.2023)

APÊNDICE

Questionário

Somos Hasnaoui Khadija e Bourassi Nesrine, estudantes do 3º ano do Instituto Superior de Ciências de Enfermagem de Gabès.

No âmbito do nosso projeto de fim de curso, enviar-lhe-emos um questionário para aperfeiçoar a minha investigação:

A.Características sócio-demográficas e profissionais :

1. You are a : Um homem Uma mulher

2. Que idade tens?

-30 anos 31 a 40 anos 41 a 50 anos+50 anos

1) Há quanto tempo trabalha no hospital?

Menos de 5 anos 10 anos11 - 15 anos mais de 15 anos

2. A que departamento pertence?

3.Período de trabalho :

Manhã tarde noite

B.Estudo de conhecimento :

I. A definição de tuberculose :

1. Tem alguma ideia sobre a tuberculose? Sim Não

2. Como se define a tuberculose?
 É uma infeção crónica progressiva com uma fase latente e possivelmente uma fase ativa
 É uma doença infecciosa causada por uma micobactéria, Mycobacterium tuberculosis, que afecta mais frequentemente os pulmões, mas que também pode afetar outros órgãos.
 Doença contagiosa causada pelo bacilo de Koch e por certas causas externas (má nutrição, falta de luz solar, etc.).

II. Participação numa ação de formação sobre a tuberculose :

1. Participa em acções de formação sobre a tuberculose?
Sim não

III. A epidemiologia da tuberculose :

1. De acordo com o senhor deputado, as últimas estatísticas sobre a tuberculose serão realizadas em 2021: quantos casos foram declarados na Tunísia neste ano?

20 novos casos/100.000 36 novos casos/100.000
35 novos casos/100.000 34 novos casos/100.000

2. A incidência da tuberculose na região de Gabès :
significativamente inferior à média nacional Próximo da média nacional
Superior à média nacional

IV. Os diferentes tipos de tuberculose :

1. Quais são os tipos mais comuns de tuberculose de acordo com a localização?
Pulmão osso gânglio linfático peritoneal neuro-meningeal pele múltiplas localizações outros
1. As adenopatias nos gânglios linfáticos da tuberculose localizam-se nos seguintes locais: cervical mediastinal subclavicular axilar
2. Qual dos seguintes órgãos pode ser afetado pela tuberculose?
peritoneal :
Omento trato intestinal fígado baço Peritoneu parietal e visceral órgãos genitais

V. Sinais clínicos de tuberculose :

1. Assinale os sintomas da tuberculose :

Vómitos febre anorexia fadiga Tosse persistente durante mais de duas semanas hemoptise Perda de peso Suores noturnos síndrome infecciosa
Adenopatia Diarreia Dor nas articulações

VI. Etiopatogénese :

1. Tuberculose:

- Trata-se de uma doença :

- Parasitária Viral Bacteriana
1. Que germe causa a doença?
 Microbacteium tuberculosis (BK)
 Streptococcus pyogenes Staphylococcus aureus
2) Existem outros reservatórios de tuberculose para além dos humanos?
Sim não
3) Na sua opinião, qual é o modo de transmissão da tuberculose (pulmonar e extra-pulmonar)?
Ar Transplacentário Sangue Orofaecal
4. A tuberculose pulmonar é uma doença que se transmite por :
Transporte aéreoTransplacentária Sangue Orofaecal
5.A tuberculose extra-pulmonar deve-se geralmente à disseminação hematogénica da tuberculose pulmonar:
 Sim não
6. Quais são as fases da tuberculose?
E organizá-los por ordem cronológica.
 Infeção primária infeção ativa infeção latente
1. Quais são os factores de risco da tuberculose?
Promiscuidade desnutrição crianças com menos de 5 anos de idade
Idosos Diabéticos Imunodeficiência Más condições socioeconómicas
Deficiência de vitamina D Falta de vacinação BCG Consumo de drogas e tabaco

Testes de despistagem :

1. Que testes são necessários para despistar a tuberculose? IDR
 Pesquisa de BK na expetoração Pesquisa de BK na urina

Teste de libertação de interferão gama Outros
Qual deles, se outro

VII. Complicações potenciais da tuberculose :

1. A tuberculose pode ter algumas complicações.

Cavernas insuficiência respiratória arterite e osteíte embolia pulmonar oclusão fístula

Superinfeção Espalhar para outros sites

VIII. Tratamentos para a tuberculose :

1. A tuberculose pode ser tratada com :
Anti-inflamatórios Antibióticos
Medicamentos contra a tuberculose Corticosteróides
Quimioterapia antifúngica
2. o tratamento é disponibilizado gratuitamente aos pacientes pelo Ministério da Saúde? sim não

IX. Medidas preventivas :

1. vacinação BCG: Trata-se de uma vacina viva.
O frasco de vacina contém pelo menos 10 doses
A vacina deve ser administrada sob a forma de uma injeção intradérmica rigorosa Todos os recém-nascidos devem ser vacinados.
Indicado para mulheres grávidas e pacientes imunocomprometidos
2) O isolamento é necessário para todos os tipos de tuberculose? Sim Não
3. O doente necessita de isolamento devido a tuberculose pulmonar? Sim Não
Se não, o que é que faz?
4.Usa frequentemente um babete quando administra tratamento a um doente?não
5) A tuberculose é uma doença de declaração obrigatória? Sim Não
Em caso afirmativo, a quem declara?
6. Porque é que é necessário efetuar um inquérito sobre a saúde das pessoas que rodeiam um doente?
7. quais são os objectivos do programa nacional de luta contra a tuberculose?
Em 2050, a tuberculose deixará de ser um problema de saúde pública e a sua incidência será inferior a 1 por milhão de habitantes.
Reduzir a morbilidade e a mortalidade

X.o papel do enfermeiro no tratamento da tuberculose :

1. alguma vez esteve em contacto com doentes que sofressem de tuberculose de qualquer tipo?   sim não
Localização da tuberculose:
O que é que se deve fazer?
Emergência:
Durante a hospitalização:
Como classificaria a forma como os doentes com tuberculose são tratados no seu serviço?
Insatisfatório Aceitável/satisfatório
Bom Excelente
Explicar
2. Que propostas tem para melhorar os cuidados prestados aos doentes com tuberculose no seu serviço?

Obrigado pela vossa participação

RESUMO

Introdução: A tuberculose é considerada um problema de saúde pública a nível mundial devido à sua incidência crescente e ao facto de ser uma das principais causas de morbilidade e mortalidade em muitos países, sobretudo nos países em desenvolvimento.

Objectivos: O objetivo deste estudo foi avaliar os conhecimentos dos profissionais de saúde sobre a tuberculose, a fim de identificar eventuais desconhecimentos sobre o tratamento dos doentes com tuberculose na província de Gabès.

Material e métodos: Trata-se de um estudo descritivo, transversal, realizado com 60 enfermeiros do Hospital Universitário de Gabès, no Serviço de Pneumologia, Doenças Infecciosas e Urgências, através de um questionário anónimo. Os dados foram recolhidos e analisados durante um período de 3 meses, em fevereiro, março e abril de 2023.

Resultados: A nossa população era constituída por 60 enfermeiros, na sua maioria mulheres, com menos de 5 anos de experiência profissional. Apenas 32% dos participantes tinham frequentado acções de formação prévias sobre esta doença. Para além disso, 87% dos enfermeiros já tinham tratado doentes com tuberculose. Verificámos que uma minoria dos enfermeiros sabia que a vacina BCG é recomendada para os recém-nascidos e que deve ser administrada por via intradérmica. A maioria dos inquiridos (44%) não está satisfeita com a qualidade dos cuidados prestados nos seus serviços devido às dificuldades encontradas (falta de recursos, sobrecarga de trabalho, etc.). Os inquiridos sublinharam dois aspectos essenciais para melhorar a gestão da tuberculose: dotar o hospital de todo o material necessário para a realização de exames complementares e de rastreios (39%) e assegurar uma educação sanitária regular (28%). Com base nos nossos resultados, concluímos que o nível geral de conhecimentos teóricos e práticos dos enfermeiros sobre a tuberculose é aceitável.

Conclusão: A prevenção é o pilar mais importante para reduzir a contaminação, a transmissão e a morbilidade e mortalidade associadas à tuberculose. Por conseguinte, os profissionais de saúde devem ser sensibilizados para o problema e receber formação contínua para melhorar os seus conhecimentos teóricos e práticos, a fim de derrotar este flagelo e atingir os objectivos estabelecidos pelo programa nacional de controlo da tuberculose.

Palavras chave: tuberculose, conhecimento, enfermeiros, tratamento, BK, BCG.

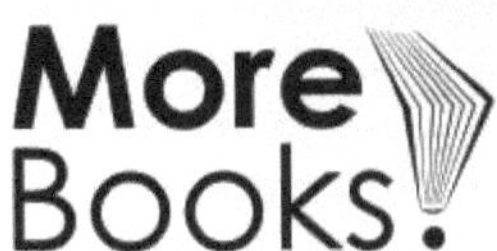
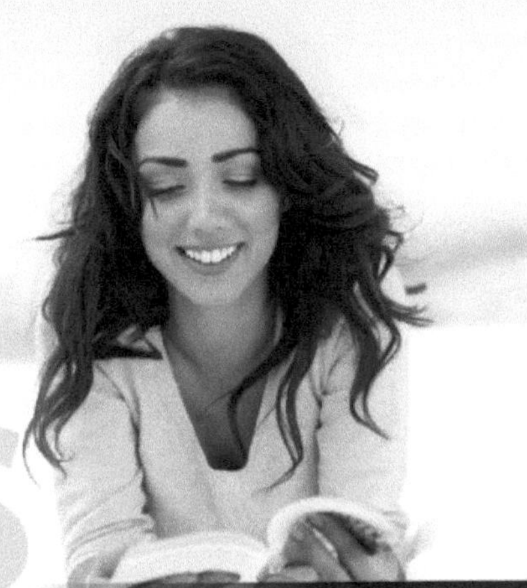

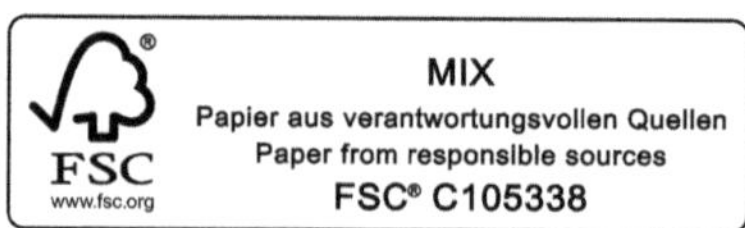

Printed by Books on Demand GmbH, Norderstedt / Germany